AF495373

MÉMOIRE

SUR

L'ONANISME

ET

SUR LES MOYENS D'EN PRÉVENIR OU D'EN RÉPRIMER LES ABUS

DANS LES ÉTABLISSEMENTS CONSACRÉS A L'INSTRUCTION PUBLIQUE

PAR

M. J.-B.-D. DEMEAUX

(De Puy-l'Évêque, Lot)

Docteur en médecine; ex-interne et lauréat des hôpitaux de Paris; ex-aide d'anatomie de la Faculté
de Médecine; ex-secrétaire de la Société anatomique de Paris,

HONORÉ DE RÉCOMPENSES DIVERSES
POUR SES SERVICES MÉDICAUX A L'OCCASION DU MALHEUREUX ÉVÉNEMENT DU CHEMIN DE FER
DE VERSAILLES (RIVE GAUCHE), DU 8 MAI 1842, PAR LE ROI LOUIS-PHILIPPE,
PAR LE MINISTRE DE L'INSTRUCTION PUBLIQUE, PAR LA FACULTÉ DE
MÉDECINE ET PAR LE CONSEIL GÉNÉRAL DES HOPITAUX
DE PARIS.

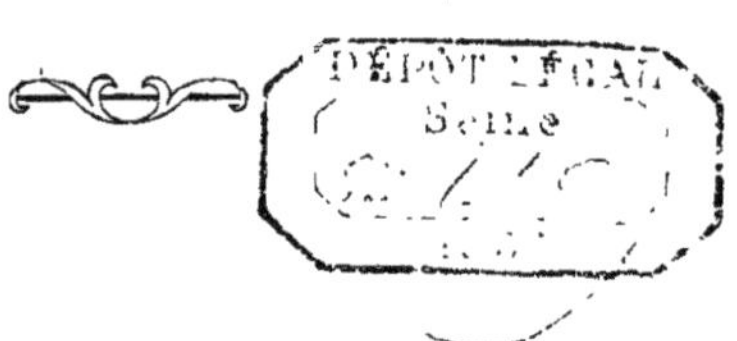

PARIS

IMPRIMERIE WALDER, RUE BONAPARTE, 44.

1856

INTRODUCTION.

Ce mémoire n'est point destiné à la publicité. Les mesures hygiéniques qui en font l'objet doivent émaner du gouvernement pour produire les heureux résultats qu'il est permis d'en attendre; c'est donc au gouvernement, c'est à l'Université surtout qu'il s'adresse. Comme les hommes qui auront à apprécier l'objet de mes propositions sont des hommes éminents, d'un savoir profond, j'ai cru devoir m'abstenir des discussions médicales et m'interdire les longs détails. Je me propose de modifier plus tard mon travail pour le livrer au public.

MÉMOIRE

SUR

L'ONANISME

ET

SUR LES MOYENS D'EN PRÉVENIR OU D'EN RÉPRIMER LES ABUS

DANS LES ÉTABLISSEMENTS CONSACRÉS A L'INSTRUCTION PUBLIQUE.

I. De l'onanisme et de ses funestes effets. — II. Des divers moyens employés pour combattre l'onanisme. — III. D'un nouveau moyen proposé pour prévenir l'onanisme et pour en réprimer les abus. — IV. Des avantages devant résulter des inspections à nu chez les jeunes gens depuis l'enfance jusqu'à la puberté. — V. Des avantages devant résulter des inspections à nu chez les jeunes gens qui ont atteint la puberté. — VI. De l'application des moyens proposés au point de vue administratif.

ABUS DES ORGANES GÉNITAUX. — « Il n'y a
« peut-être pas de question plus importante
« pour la famille et pour la société. »
(LALLEMAND, t. Iᵉʳ, p. 403, *Pertes séminales.*)

MASTURBATION. — « Il est urgent de songer
« à l'extirpation de cette calamité publique. »
(LALLEMAND, t. III, p. 478.)

I.

De l'onanisme et de ses funestes effets.

Quand on comprend bien toute l'importance des fonctions géni-
tales chez l'homme, quand on se rend exactement compte de leur
influence, non-seulement sur les individus, mais sur les sociétés,
sur la destinée des nations, on apprécie facilement les fatales conséquences que doit entraîner le désordre de ces fonctions.

Le vice de la masturbation, qui paraît avoir été presque inconnu

des anciens, sévit avec intensité dans les sociétés modernes. Fruit étrange d'une civilisation avancée, ce vice est considéré, par tous les hommes qui ont étudié la question avec un soin réel, comme un véritable fléau pour l'humanité. A l'appui de cette assertion, je citerai ici quelques lignes extraites du livre du professeur Lallemand. Personne en France n'a recueilli sur cette matière de plus nombreux documents, personne n'a mieux connu, mieux analysé toute la profondeur du mal. Voici ses termes : « La masturbation est au-
« jourd'hui la cause de spermatorrhée la plus commune, c'est aussi
« la plus dangereuse pour les individus, et la plus déplorable pour
« les populations.

« . . . . Les anciens ne font pas mention de ce
« fléau des sociétés modernes; depuis un siècle, au contraire, les
« médecins s'en occupent tous les jours davantage. Il est donc évi-
« dent que ce vice honteux n'a jamais été aussi répandu, aussi
« funeste qu'à présent. A quoi peut tenir cette progression crois-
« sante?

« . . . . Sous le rapport des mœurs, les sociétés
« modernes ont fait des progrès incontestables, mais le vice hypo-
« crite dont elles sont infectées est le plus funeste de tous par la fa-
« culté qu'ont ses victimes de s'y livrer jusqu'à leurs derniers mo-
« ments sans avoir besoin de complices, ni même d'une virilité
« complète; par la difficulté de découvrir ses manœuvres, et d'y
« mettre obstacle; par les modifications anormales qu'elles im-
« priment aux idées génésiques, ainsi qu'aux organes sexuels. . . . .
« Il est d'ailleurs dans la nature même de cette passion solitaire et
« concentrée, de pousser au mensonge, à la dissimulation, d'impri-
« mer au caractère quelque chose de haineux, de sauvage; elle
« flétrit le moral d'un cachet indélébile de profond égoïsme. Ces
« turpitudes cachées sont donc plus dangereuses que les déborde-
« ments scandaleux des anciens; si elles devaient s'accroître dans
« la même progression, elles menaceraient l'avenir des sociétés mo-
« dernes. . . . . Il est donc urgent de songer à l'extirpation
« de cette calamité publique. » (LALLEMAND, t. III, p. 477 et 478,
Pertes séminales).

Toutes les propositions formulées dans ce passage sont rigoureusement conformes à l'expérience. Les craintes manifestées se réalisent, le vice de la masturbation, au lieu de décroître, fait tous les jours de nouveaux progrès, ce qui veut dire qu'il fait tous les jours de nouvelles et de plus nombreuses victimes. Le mal a pris les proportions d'une immense épidémie. Il exerce ses ravages sur toutes les classes de la société ; le fils du laboureur, qui vit isolé au milieu des champs, n'en est pas plus exempt que le fils du bourgeois au sein des grandes villes; mais c'est surtout dans les pensions, dans les lycées, dans les établissements où se trouvent réunis un grand nombre de jeunes gens, que la fatale aberration acquiert son maximum d'intensité, là précisément où ses effets sont d'autant plus désastreux qu'ils affectent l'élite même de la jeunesse.

Les effets produits par la masturbation présentent une variété singulière; il est de la plus haute importance de ne jamais oublier cette circonstance dans la pratique médicale. Chez quelques sujets, les facultés intellectuelles conservent toute leur énergie, tandis que les forces physiques s'affaissent, que la santé générale dépérit chaque jour; chez d'autres, la santé du corps demeure à peu près intacte, tandis que le moral est profondément atteint, que les facultés intellectuelles sont troublées ou même anéanties. Il n'y a pas d'organe, pas d'appareil qui ne puisse être affecté d'une manière toute spéciale et quelquefois exclusive. Ce qu'il y a d'incontestable, c'est que les sujets qui se laissent entraîner aux funestes abus de la masturbation, sont tous frappés sans exception; ils le sont seulement à des degrés divers. Les uns succombent de bonne heure; les autres voient peu à peu leur santé disparaître et finissent par traîner péniblement une existence inutile, troublée de remords pour le passé, de tristesse pour le présent, de découragement pour l'avenir; d'autres perdent leur intelligence, et deviennent incapables de se livrer au moindre travail; tous altèrent plus ou moins cette intégrité virile, indispensable pour transmettre à la génération suivante une constitution vigoureuse. Ainsi donc le vice de la masturbation, qui mine si cruellement la génération actuelle, qui amoindrit, avec sa force physique, sa valeur morale et intellectuelle, menace de devenir rapidement, s'il ne l'est déjà devenu, une cause extrêmement active de dégénérescence dans l'espèce humaine.

Pendant plusieurs années, je me suis voué à l'étude des diverses questions concernant l'abus des organes génitaux ; j'ai réuni de nombreux documents qui m'ont servi de base pour un travail, qui sera prochainement publié, sur les maladies des vésicules séminales. Dans presque toutes mes observations, j'ai pu apprécier, au point de vue médical d'abord, mais aussi au point de vue philosophique, combien la masturbation avait une influence fatale sur l'individu, sur sa vie, son avenir, sa destinée tout entière. Il m'a été facile d'en induire combien elle devait en avoir sur la société, du moment où elle sévit sur les masses, et quand elle infecte graduellement toutes les générations qui se succèdent. Je répéterai donc la proposition de Lallemand :

« Il est urgent de songer à l'extirpation de cette calamité pu-
« blique. »

Ce n'est rien que de voir le mal, ce n'est rien que de gémir sur ses progrès incontestables ; il s'agit de le combattre sans relâche, et d'employer pour cela tous les moyens en notre pouvoir. Les obstacles qu'on voit se dresser au devant de soi ne doivent produire ni découragement ni hésitation ; ils doivent, au contraire, stimuler notre énergie, notre persévérance. Il faut s'attaquer résolûment à chacune des difficultés qui se présentent, en s'imposant l'obligation de ne pas cesser la lutte avant d'avoir triomphé.

Dans nos mœurs actuelles, avec nos lois et nos institutions publiques, les fonctions relatives à la génération restent enfouies dans le pur domaine de l'individualité ; elles ne sont l'objet d'aucune éducation réelle ni avant, ni pendant, ni après la puberté. Nullement préparé à se diriger lui-même, le jeune pubère se trouve sans guide, sans tuteur, pour l'éclairer et le fortifier au moment où viennent de surgir en lui des idées si nouvelles et des désirs parfois si violents. Pendant cette période de la vie, si importante pour l'homme et souvent si funeste, dans un moment où l'organisme tout entier reçoit une impulsion qui le transforme en quelque sorte, quand des besoins naguère inconnus se font sentir impérieusement, l'enfant est entièrement abandonné à lui-même ; nuls regards ne l'épient, nuls soins particuliers ne s'attachent à ses pas ; sa personne, avec les angoisses qui la rongent, demeure enveloppée du plus profond mystère. Son imagination, dégagée de toute surveillance, peut se jeter dans les plus grandes aberrations ; ses organes peuvent être livrés à tous les désordres ; il n'a d'autre frein moral que le degré même de sa passion, d'autre frein physique que la limite de ses forces viriles. Ne soyons donc pas étonnés si, dans de telles conditions, le bon sens et la raison sont presque toujours impuissants à éviter le mal.

Pour montrer encore une fois l'importance de la question qui fait l'objet de ce mémoire, je crois utile de citer ici un autre passage du livre du professeur Lallemand :

« La masturbation est la cause la plus commune de spermatorrhée. » (LALLEMAND, T. 3, p. 477.)

« Il serait évidemment plus utile encore de prévenir la sperma-
« torrhée que de la guérir, non-seulement pour les individus, mais
« pour le pays. L'action cachée de cette maladie mine le corps so-
« cial comme la constitution des tabescents, car elle sévit principa-
« lement sur l'homme dans toute sa force, à l'époque la plus impor-
« tante de sa vie. Elle empêche, elle détruit ou relâche le lien
« conjugal ; elle attaque par conséquent la famille, base essentielle
« de toute société. »

Si la spermatorrhée est considérée à juste titre comme un véritable fléau pour la société, que dire de la masturbation, dont la spermatorrhée n'est qu'un des effets les moins pernicieux ? On le voit, la prophylaxie de la masturbation présente un intérêt beaucoup plus général qu'on ne le croirait au premier abord. Au point de vue individuel comme au point de vue social, elle est d'une importance extrême.

II.

Des divers moyens employés pour combattre l'onanisme.

On serait presque détourné de faire aucune espèce de tentative
pour prévenir, pour réprimer la masturbation, si l'on s'arrêtait aux
assertions de quelques auteurs et de quelques praticiens, si l'on
prenait pour types absolus les faits qu'ils rapportent. On cite fréquemment des sujets livrés à ce vice depuis plusieurs années dont
rien ne peut vaincre le funeste penchant, ni les conseils, ni la raison, ni la crainte soit des châtiments, soit de la mort.

De tels faits sont exacts, sans aucun doute, mais leur caractère
est d'être tout à fait exceptionnels. On doit donc admettre l'efficacité des conseils, de la raison, de la crainte soit des châtiments,
soit de la mort, chez la majeure partie des individus. D'ailleurs,
l'habitude de l'onanisme a des degrés divers ; et, en toutes choses,
il faut éviter avec le plus grand soin de prendre pour types des faits
extrêmes ; sans cela on aboutit, en généralisant, aux plus graves
erreurs.

L'habitude de la masturbation ! Il est nettement démontré par
l'expérience que l'habitude, après un certain laps de temps, con-
tribue infiniment plus que les idées génésiques à déterminer la con-
tinuation du mal. Voilà donc l'écueil le plus dangereux. Dès qu'on
sait que l'habitude peut exercer, ou plutôt qu'elle exerce à peu près
constamment une influence si funeste, on comprend combien il
importe d'empêcher à tout prix qu'elle n'envahisse la jeunesse,
qu'elle ne la courbe sous la plus dégradante des tyrannies.

En parcourant les divers ouvrages qui ont été publiés sur la matière, on est frappé de l'insuffisance des ressources de la médecine
pour combattre une plaie sociale dont on peut si facilement apprécier la gravité. Et pourtant, il a été fait dans cette voie de savantes
recherches ; des moyens divers ont été proposés et mis en œuvre
pour remédier au mal !

On peut diviser les moyens expérimentés jusqu'à ce jour contre le vice de l'onanisme, en trois ordres :

1.° Emploi de machines ou appareils mécaniques destinés à contenir les jeunes gens, à empêcher les attouchements manuels;

2.° Moyens hygiéniques;

3° Moyens médicaux ou thérapeutiques.

A ces trois ordres de moyens, je reproche, non pas d'être inefficaces, mais d'être insuffisants pour atteindre le but. Utilement applicables dans un cercle restreint, c'est-à-dire à un petit nombre de cas individuels, ils ne sauraient être appliqués à des masses, à des millions de sujets. Ce n'est pas assurément que je souhaite de les voir proscrire; je voudrais, au contraire, les perfectionner autant que possible. Mais jusqu'à ce jour ces moyens n'ont été employés que pour combattre des masturbations invétérées, incorrigibles. Qu'ils soient maintenus pour des cas pareils. Mais ce qui vaudrait infiniment mieux, ce serait de rendre ces cas plus rares, de les rendre presque impossibles, en prenant le mal à son origine.

Il est un autre moyen prophylactique qui a beaucoup de partisans dans le monde médical, et auquel Lallemand attache une très-grande importance : je veux parler de la gymnastique. Voici comment s'exprime à ce sujet le savant professeur :

« Indépendamment des avantages directs de la gymnastique
« pour le développement normal du corps, pour l'acquisition de
« l'adresse, etc., rien ne peut opérer une diversion plus efficace à
« l'activité des organes génitaux, comme le prouve la continence
« bien connue des anciens athlètes et la froideur remarquable des
« hommes les plus robustes qui se livrent constamment à de rudes
« travaux, à des efforts violents. Aucune surveillance, aucun prin-
« cipe de religion ou de morale ne sauraient avoir des effets aussi
« sûrs qu'une fatigue journalière qui ramène chaque soir un besoin
« urgent de repos, qui diminue la sécrétion du sperme, l'influence
« des organes génitaux et l'empire de l'imagination. »

Je ne puis partager en tout point l'opinion énoncée dans ce passage. Ce n'est pas que je conteste la valeur des exercices gymnastiques; j'en reconnais au contraire la haute utilité; mais il ressort du texte même emprunté au livre de Lallemand que, pour obtenir des résultats favorables, pour atteindre le but qu'on se propose, il faudrait que ces exercices fissent l'objet principal des occupations de la journée. Or, dans les lycées, dans les établissements d'instruction publique, les exercices gymnastiques ne sont et ne peuvent être que des accidents de récréation ; leur durée ne peut guère embrasser plus d'une heure chaque jour. Il n'est donc pas permis de compter beaucoup sur l'efficacité d'un semblable moyen pour remédier au mal. Bien loin certes de proscrire la gymnastique, je désirerais en voir généraliser l'application. Mais je suis bien forcé de reconnaître qu'elle est insuffisante contre le vice qu'il s'agit de combattre.

Les jeunes gens placés dans les colléges, etc., sont avant tout destinés à des travaux intellectuels, et on ne peut douter qu'une *fatigue journalière* qui *amènerait chaque soir un besoin urgent de repos*, ne soit de nature à réagir d'une manière fâcheuse sur le moral, en mettant obstacle à l'exercice et par suite au développement des facultés intellectuelles. Toujours excellente pour fortifier les organes, la gymnastique, appliquée tout à fait en grand, aurait inévitablement pour effet de trop fatiguer les élèves, et de les éloigner du but essentiel de leurs études. Si donc elle offre contre l'onanisme des ressources d'une efficacité réelle pour des cas individuels, il est visible qu'elle ne saurait s'appliquer à la masse des jeunes gens.

III.

D'un nouveau moyen proposé pour prévenir l'onanisme et pour en réprimer les abus.

Une chose m'a frappé dans toutes les circonstances où il m'a été donné d'observer des faits relatifs à la question qui fait l'objet de ce travail. C'est la timidité, la candeur apparente, la pudeur extrême de l'individu qui se livre à la masturbation ; il n'ose pas vous regarder en face, dans la crainte sans doute qu'on ne trouve dans son

regard, dans sa physionomie, le témoignage de ses coupables manœuvres. Ce qu'il redoute par dessus tout, c'est l'état de nudité;
il lui semble que l'examen de son corps va dévoiler ses habitudes
secrètes. J'ai vu des jeunes gens, adonnés au vice depuis des années,
s'abstenir de tout attouchement pendant plusieurs mois à l'ap-
proche d'un conseil de révision, ne voulant pas s'exposer à être
démasqués en public. Ces considérations m'ont paru avoir une importance majeure, et j'ai pensé qu'on pourrait en tirer un grand
parti au profit de l'humanité. Elles sont la base du travail que j'ai
l'honneur de soumettre aujourd'hui à l'appréciation du Conseil su-
périeur de l'instruction publique.

Les mesures que je propose seront, j'en suis certain, accueillies
avec faveur par les familles, qui trouveront dans leur application
de nouvelles et sûres garanties pour la santé, la moralité et l'avenir
de leurs enfants.

Je propose :

1° De faire examiner à l'état de nudité, plusieurs fois par an et à
des époques indéterminées, tous les jeunes gens placés dans les établissements d'instruction publique ;

2° De consigner sur un registre l'état physique de chaque individu
et les observations particulières auxquelles donnera lieu chaque
inspection.

Il est d'autres mesures d'une utilité réelle, mais purement acces-
soires, dont je dois m'abstenir de parler ici, mais que je ferai connaître ultérieurement dans un travail plus étendu. Ces inspections
seraient environnées, bien entendu, de toute la discrétion, de toute
la réserve désirables. Le résultat en serait toujours tenu soigneu-
sement caché, de telle manière qu'en aucun cas il ne pût être porté
atteinte à la susceptibilité soit des jeunes gens, soit des familles.

Qu'il me soit permis maintenant d'exposer en quelques lignes les
avantages que me paraît devoir produire l'application de la mesure
indiquée.

Pour procéder avec plus de méthode, je diviserai les jeunes gens
en deux catégories :

1ª Celle des sujets n'ayant pas encore atteint la puberté ;

2° Celle des sujets placés entre la puberté et l'adolescence.

Si j'établis ces distinctions, c'est afin de pouvoir faire ressortir avec plus de précision les avantages particuliers qu'on peut obtenir suivant qu'on agit sur des sujets appartenant à l'une ou à l'autre de ces périodes.

IV.

Des avantages devant résulter des inspections à nu chez les jeunes gens depuis l'enfance jusqu'à la puberté.

En examinant un enfant au moment où il entre dans un établissement d'instruction publique, et en renouvelant l'examen plusieurs fois chaque année, on suit des yeux pour ainsi dire le développement de ses organes, depuis l'âge de dix à douze ans jusqu'à celui de dix-huit à vingt ans. C'est dans cette période de huit ans que survient, comme on sait, la puberté, époque si importante et souvent si orageuse pour la jeunesse.

Par les visites périodiques, on assiste en quelque sorte à la naissance de cet état nouveau ; on est en mesure d'en suivre les progrès; on voit s'opérer l'évolution des organes génitaux avec ses divers caractères. On arrive ainsi à pouvoir apprécier d'une manière rigoureuse le tempérament, la force, la santé de chaque sujet, aussi bien que, dans l'ordre intellectuel, on apprécie par des épreuves analogues le degré de son intelligence et de son activité. N'est-il pas évident qu'avec de pareilles données on pourrait agir de manière à exercer sur la conduite des jeunes gens la plus utile influence? Dans cette première période de la vie, une action purement morale pourrait d'ailleurs avoir la plus grande efficacité pour préserver les jeunes gens du vice de la masturbation. Un bien petit nombre d'enfants se montre rebelle aux conseils, aux avertissements, à la crainte des châtiments et à la peur de la mort. L'expérience ne laisse aucun doute à cet égard. Il faut aussi reconnaître que dans cette période la lutte est moins rude, parce que les passions n'ont pas encore fait sentir leurs terribles aiguillons. Arrive enfin cette époque où les idées génésiques s'emparent de l'individu et tendent à le dominer ; le jeune homme alors, mis précédemment en garde contre les funestes conséquences que pourrait engendrer sa situation nouvelle, sait éviter le vice, soit parce que le bon sens, la raison lui en dévoilent la noirceur, soit parce qu'il en redoute les déplorables effets.

V.

Des avantages devant résulter des inspections à nu chez les jeunes gens qui ont atteint la puberté.

Il est généralement facile à un médecin, en examinant à l'état de nudité un jeune pubère, de reconnaître s'il se livre à des manœuvres secrètes sur ses organes génitaux. On devine combien il serait plus facile de constater le même fait, de le déterminer avec précision, lorsque, pour se guider dans son appréciation, on pourrait tenir compte des antécédents du sujet, de l'état antérieur des organes, de la santé générale et du progrès soit des forces physiques, soit des facultés intellectuelles. Je crois pouvoir affirmer que la crainte des visites contiendrait le plus grand nombre des jeunes gens. Mais, dira-t-on, cette considération ne serait pas également efficace pour tous. Sans doute ; c'est alors qu'il y aurait lieu de recourir aux conseils, aux avertissements, aux menaces et même aux châtiments. Un bien petit nombre de jeunes gens échapperait à l'action de ces divers moyens ; en ayant soin de faire vibrer dans l'âme de chacun la fibre qu'on aurait reconnue la plus susceptible, on parviendrait certainement à vaincre à peu près toutes les résistances.

J'ai parlé plus haut de l'habitude en fait de masturbation ; je répète que c'est généralement à l'influence de l'habitude, bien plutôt qu'à l'empire des idées génésiques, que doit être attribuée la persistance de ce vice dans les individus. Il serait superflu d'entrer dans de longs détails sur ce point ; tous les médecins qui se sont occupés un peu de cette question, savent bien que les tristes victimes des masturbations invétérées se livrent à leurs honteuses manœuvres sans plaisir, sans jouissance aucune. Au moment de s'abandonner à l'acte, elles sont dominées par la honte, ou, si l'on veut, par le sentiment de l'affreuse faiblesse qui les empêche de se contenir; après l'acte, elles sont accablées de remords. Leur imagination flétrie est le plus souvent impuissante à provoquer l'excitation des organes sexuels. Ces organes eux-mêmes deviennent fréquemment insensibles; et pourtant les manœuvres se continuent, n'inspirant plus à leur auteur que des impressions de dégoût. Peut-on, admettre en présence de tels faits, que l'empire des idées génésiques soit le véritable mobile de l'aberration dont il s'agit? Évidemment non.

Qu'on me permette ici une comparaison qui me paraît de nature à faciliter l'intelligence du sujet.

Tout le monde sait combien certaines personnes deviennent esclaves de l'habitude du tabac. Au début, l'on fume ou l'on prise avec plaisir, mais ou pourrait s'en abstenir facilement. Peu à peu l'usage du tabac devient un besoin; cependant on peut encore y renoncer sans beaucoup d'efforts, mais la privation est pénible, elle produit même sur le moral une réaction manifeste. Un peu plus tard, le tabac devient d'une absolue nécessité; la privation, qui pourrait d'ailleurs, dans ce cas, entraîner une véritable maladie, n'est plus réalisable, à moins d'être forcée. L'individu qui se livre aux aberrations de l'onanisme parcourt les mêmes phases que le fumeur et le priseur. Il éprouve d'abord du plaisir; faites-lui connaître à ce premier moment que les manœuvres qu'il pratique sont funestes à sa santé, qu'elles le dégradent, qu'elles compromettent son avenir, et il pourra y renoncer sans difficulté. Continuées encore, ces manœuvres deviendront bientôt un besoin, parce que la sécrétion du sperme est plus abondante, parce que l'organisme a contracté l'habitude de ces évacuations successives, et que les organes génitaux en état permanent de surexcitation tendent énergiquement à fonctionner. Dans cette seconde période, il est déjà difficile de s'abstenir; il se produit une lutte terrible entre la raison et la passion; non-seulement il est nécessaire de modérer les idées génésiques, il

faut encore combattre les exigences de l'organisme. Dans ces conditions, cependant, on peut encore, neuf fois sur dix, arrêter les
progrès du mal par les conseils, par la peur des châtiments, par la
crainte de perdre la vie ou la santé. Arrive enfin cette troisième
période où le sujet, accablé de honte pour le présent, rongé de remords pour le passé, continue fatalement ses odieuses pollutions.
Toute considération morale a cessé de l'impressionner; ce n'est plus
que par la violence, que par un obstacle mécanique, qu'on peut
opposer une barrière à ses désordres.

Tel est, encore une fois, l'empire de l'habitude. Ne devons-nous
pas faire tous nos efforts pour empêcher les jeunes gens de s'y abandonner? Je l'ai dit, il y a trois périodes bien distinctes dans la masturbation. — Dans la première période, le succès est certain contre
le mal; dans la seconde, il est probable; dans la troisième, il est
extrêmement douteux, presque impossible. En prenant les jeunes
gens à l'origine de la puberté, on a la certitude, sinon de les mettre
à l'abri de toute défaillance, au moins de les préserver des dangers
de la seconde de ces périodes et, par conséquent, des malheurs de
la troisième.

Enfin, supposons des cas où la mesure proposée resterait ineffi-
cace; il y aurait lieu alors d'employer la série des moyens actuelle-
ment en usage. Ces moyens ont une valeur très-réelle dans le cercle
où peut s'étendre leur application. Je n'ai voulu montrer que leur
insuffisance en ce qui concerne l'intérêt des masses.

Les avantages que je viens de signaler ne sont point les seuls
qu'on pourrait retirer des inspections à nu; il en est d'autres également incontestables. Dans l'état actuel des choses, le corps du jeune
homme, depuis la première enfance, n'est soumis à aucun examen,
à aucune investigation. Il se développe souvent des maladies, des
infirmités, telles que hernies, varices, varicocèles, déviations de la
colonne vertébrale, etc., et la plupart de ces affections passent
inaperçues, cachées qu'elles sont le plus souvent par le sujet qui
en est atteint. Plusieurs d'entre elles, observées à temps et traitées
d'une manière convenable, pourraient être guéries, tandis que,
voilées à tous les regards et abandonnées à leur marche naturelle,

elles finissent par constituer une affection incurable, de nature quelquefois à mettre un jeune homme hors d'état de parcourir la carrière à laquelle des années de travaux et des sacrifices considérables ont eu pour objet de le préparer. Les inspections à nu seraient contre ce genre d'écueil un préservatif souverain.

VI.

De l'application des moyens proposés au point de vue administratif.

L'application des moyens dont j'ai cherché à démontrer l'efficacité, ne présente pas de difficultés sérieuses au point de vue administratif. Elle ne nécessite, pour les établissements d'instruction publique, aucun changement dans l'état des lieux, dans la répartition du temps, dans les règlements en vigueur; elle n'entraîne aucune modification, aucune augmentation dans le personnel.

Un petit nombre de médecins nommés par le gouvernement, désignés sous le titre d'inspecteurs de santé, et chargés de parcourir la France, suffiraient pour remplir la haute mission de surveillance, résultant de mon système. Ils agiraient d'ailleurs avec le concours du médecin attaché à chacun des établissements visités. Il est aisé de voir que, dans le courant d'une année, chaque élève éprouverait à peine quelques instants d'interruption pour être soumis, à diverses reprises, à une inspection aussi éminemment utile, pour recevoir les conseils ou les avertissements que réclamerait sa situation, pour être dirigé enfin d'une manière toute spéciale dans cette période de la vie, où son avenir tout entier peut être si fatalement empoisonné dans son germe par le souffle des passions.

J'ai signalé au commencement de cet écrit, en invoquant l'expérience et l'autorité du célèbre Lallemand, les effrayants progrès de l'onanisme dans les sociétés modernes; on a pu voir que ce vice étend de plus en plus ses ravages dans toutes les classes de la population. J'ai proposé une mesure, la plus propre à mes yeux à extirper le mal dans sa racine ; mais je ne me suis occupé de l'application de cette mesure que par rapport aux établissements d'instruction publique. Or, le mal qu'il s'agit de guérir étant universel, le remède doit être universellement applicable.

. Le système d'inspection à nu réalise cette condition ; il peut être en effet mis très-facilement en pratique pour la population tout entière. Dans un travail que j'ai le dessein de publier prochainement, j'espère montrer que des inspections, faites une ou deux fois chaque année, au chef-lieu de chaque canton, sur les sujets de quinze à vingt ans, pourraient avoir les plus heureux résultats. Je déclare, en attendant, que les données de l'observation ne me permettent pas de douter qu'en adoptant ce mode de surveillance on ne contribuât pour une très-large part à l'amélioration de la société au point de vue moral et au point de vue physiologique.

Sans doute une telle mesure pourrait, au début, froisser un peu nos mœurs actuelles. Mais le public, rapidement éclairé sur ses avantages, ne tarderait point à l'accueillir comme un bienfait. Il m'a semblé qu'une innovation aussi importante, qui réclame la haute intervention de l'État, ne pourrait jamais être présentée plus à propos qu'aujourd'hui, sous un gouvernement qui, en présence des difficultés si nombreuses dont est assiégée notre époque, prend avec tant d'énergie l'initiative de toutes les grandes mesures inspirées par le génie de la civilisation.

9 782019 245214